Docteur D. PERDRIOLAT

CONTRIBUTION A L'ÉTUDE

DE

L'HYDRO-PNEUMOTHORAX TUBERCULEUX

MONTPELLIER
TYPOGRAPHIE ET LITHOGRAPHIE CHARLES BOEHM
ÉDITEUR DU NOUVEAU MONTPELLIER MÉDICAL

1895

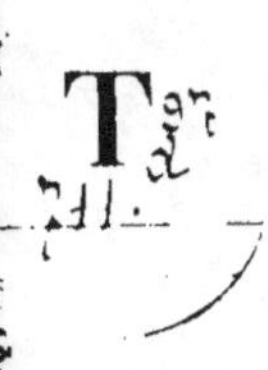

CONTRIBUTION A L'ÉTUDE

DE

L'HYDRO-PNEUMOTHORAX TUBERCULEUX

PAR

M. Daniel PERDRIOLAT

DOCTEUR EN MÉDECINE

MONTPELLIER

TYPOGRAPHIE ET LITHOGRAPHIE CHARLES BOEHM

ÉDITEUR DU NOUVEAU MONTPELLIER MÉDICAL

1895

A MON PÈRE ET A MA MÈRE

Tribut d'amour filial.

A MA SŒUR

A MA FAMILLE

A MES PARENTS

A MES AMIS

D. Perdriolat.

A MON PRÉSIDENT DE THÈSE

Monsieur le Professeur CARRIEU

A Monsieur le Professeur JAUMES

A Monsieur le Professeur VILLE

A Monsieur le Professeur Agrégé DUCAMP

A MESSIEURS LES PROFESSEURS

De la Faculté de Médecine de Montpellier

MES SAVANTS MAITRES

D. PERDRIOLAT.

INTRODUCTION

L'idée d'une thèse sur le pneumothorax tuberculeux nous a été suggérée par un cas que nous avons observé dans le service de M. le professeur Grasset, suppléé par M. le professeur agrégé Ducamp. Il s'agissait d'une femme présentant les symptômes très nets de cette complication, dont l'évolution, la tendance à la guérison, ont attiré notre attention.

Bien que les auteurs classiques aient porté un pronostic redoutable lors de l'apparition de ce phénomène, quelques malades résistent à cet accident. Un assèz grand nombre de mémoires, de thèses, d'observations, ont cherché à montrer que le pronostic du pneumothorax chez les phtisiques n'était pas nécessairement fatal; que, non seulement la vie est compatible avec une lésion aussi grave pendant un temps plus ou moins long, mais que, dans un certain nombre de cas, la guérison pouvait être définitivement établie et complète. Beau, Voillez, Béhier, en ont cité des exemples ; de même Vigier, Rouanet, Lafon, dans leurs thèses. Aux cas déjà publiés par ces auteurs, nous ajouterons l'observation qui fait le sujet de ce modeste travail.

Notre but ne saurait être de donner une étude nouvelle de cette maladie, pour laquelle Laënnec n'a presque rien laissé à faire à ses successeurs : nous nous contenterons de faire une brève description du pneumothorax tuberculeux, de résumer ce qui a été fait dans ces dernières années au point de vue thérapeutique, et nous joindrons deux observations dont nous résumerons, pour finir, les principales particularités en quelques phrases qui nous serviront de conclusions.

Mais, avant d'entrer en matière, qu'il nous soit permis de dire combien nous sommes heureux de pouvoir exprimer notre gratitude et notre reconnaissance à MM. les professeurs Jaumes et Ville, auprès desquels nous avons toujours trouvé un appui et un accueil bienveillants.

Que M. le professeur Carrieu veuille bien accepter nos respectueux remerciements pour l'honneur qu'il nous fait en acceptant la présidence de notre thèse.

C'est pour nous un devoir en même temps qu'un plaisir de remercier M. le professeur agrégé Ducamp, dont l'amabilité et la bienveillance à notre égard méritent toute notre reconnaissance.

A M. le Dr Cavalié, qui s'est offert gracieusement pour nous aider de son expérience, nous tenons, dans cette circonstance, à témoigner l'expression de notre sincère gratitude.

CONTRIBUTION A L'ÉTUDE

DE

L'HYDRO-PNEUMOTHORAX TUBERCULEUX

Le *pneumothorax* est une affection constituée par la présence d'une quantité plus ou moins abondante de gaz dans la cavité pleurale : on dit qu'il y a *hydropneumothorax* quand le gaz est mêlé à du liquide, *pyopneumothorax* et *hémopneumothorax* lorsqu'on veut spécifier que ce liquide est de nature purulente ou qu'il contient du sang. Mais le langage usuel a altéré la signification si nette et si précise du mot pneumothorax, si bien que ce terme est chaque jour appliqué aux cas où la plèvre contient à la fois du liquide et des gaz.

Étiologie.

La tuberculose pulmonaire est la cause la plus fréquente du pneumothorax.

Itard, Laennec et leurs successeurs ont proclamé le rôle prépondérant de la tuberculose dans la genèse du pneumothorax.

Ainsi, sur 130 cas de pneumothorax relevés dans la thèse de Saussier, la tuberculose existe 81 fois.

Sur 100 cas de l'hôpital général de Vienne, Biant trouve la tuberculose 91 fois.

West, dans sa statistique faite à l'hôpital de Londres, indique la proportion de 90 %, ce qui montre que, sur 100 cas de pneumothorax, la tuberculose devra être incriminée de 80 à 90 fois.

Si maintenant nous cherchons dans quelle proportion les phtisiques sont exposés à cette complication ; nous voyons que West admet qu'un phtisique sur 20 meurt de pneumothorax. Lebert indique le même chiffre 5 %. Weil indique 13 %.

Tous ces chiffres sont évidemment approximatifs. Mais il importe de savoir qu'en présence d'un pneumothorax, il faudra toujours rechercher avec soin la tuberculose.

A quelle période de la tuberculose pulmonaire se produit il d'ordinaire?

Le pneumothorax n'est pas une complication tardive de la tuberculose comme on le croyait autrefois. MM. Weil, Germain Sée et Mathieu ont montré que le pneumothorax était surtout fréquent dans la première année et même les trois ou quatre premiers mois. La phtisie aiguë en est la cause ordinaire, et s'il survient plus tard, dans la phtisie chronique, c'est encore une poussée aiguë de tubercules qui le détermine.

Une caverne superficielle, un simple tubercule sous-pleural ramolli, pourront, en ulcérant la plèvre, établir entre elle et l'air extérieur une communication parfois mortelle pour le malade. Aussi la fréquence du pneumothorax tuberculeux est-elle due à l'ulcération d'un tubercule récent situé très près de la surface du poumon ; l'évolution rapide de ce tubercule l'a empêché de créer des adhérences entre les deux feuillets de la plèvre, adhérences qui existent presque toujours au niveau des cavernes tuberculeuses, dont l'évolution a été plus lente ; et lorsque ce tubercule s'ulcère à la surface du poumon, il s'ouvre dans la cavité pleurale, et permet ainsi à l'air d'y pénétrer.

Dans ces cas, la perforation de la plèvre se fait de dehors en dedans ; si le tubercule siégeait au contraire dans la plèvre viscérale, il a pu enflammer la surface du poumon, lui adhérer, et, lorsqu'il s'est ulcéré, s'ouvrir d'une part dans la cavité pleurale, d'autre part dans une bronche de petit volume ; la perforation se fait de dedans en dehors.

Les causes occasionnelles sont celles qui augmentent subitement la tension de l'air contenu dans le poumon, et amènent ainsi la rupture du tubercule ramolli qui communiquait avec une bronche.

Presque toujours c'est un accès de toux violent ou prolongé qui a causé la perforation ; d'autres fois, c'est un effort ; dans certains cas cependant le pneumothorax éclate pendant que le malade parle tout naturellement ou même au milieu de la nuit pendant le sommeil, en dehors de toute cause occasionnelle. Les deux observations que nous rapportons en sont des exemples.

Sa fréquence, beaucoup plus grande à gauche qu'à droite, est un fait clinique signalé depuis longtemps déjà par Reynaud, qui, en 1830, citait une statistique portant sur 90 cas ; le siège de la perforation est précisé 70 fois : 2 fois, elle existait des deux côtés, 41 fois à gauche et 27 à droite.

Saussier note que, dans le pneumothorax avec phtisie, l'épanchement gazeux siégeait à gauche 50 fois, à droite 25, une fois des deux côtés.

Dans la statistique de Béhier, sur 43 pneumothorax tuberculeux avec mention du siège de la fistule, 26 fois elle existait à gauche, 17 fois à droite.

D'après Saussier, le sexe aurait une influence très marquée sur le développement du pneumothorax, il serait plus fréquent chez l'homme que chez la femme.

Pour ce qui est de l'âge, c'est de 20 à 30 ans que l'on observe le plus souvent le pneumothorax tuberculeux.

Anatomie pathologique.

Le pneumothorax une fois produit, l'épanchement gazeux peut envahir toute la cavité pleurale et constituer un *pneumothorax total* ; mais plus souvent des adhérences obligent le gaz à ne se répandre que dans la partie restée libre ; il y a *pneumothorax partiel.*

D'après Béhier, la perforation pulmonaire dont les dimensions sont variables, s'opère habituellement chez les tuberculeux au niveau de la troisième ou de la quatrième côte, parce que, dans la moitié des cas, les tubercules siègent dans le lobe supérieur.

Seulement, c'est à la base de ce lobe que l'accident se produit le plus fréquemment. Le développement précoce des adhérences dans le sommet s'oppose à la rupture du poumon dans cette dernière région.

Cette rupture détermine deux variétés de pneumothorax : l'un, appelé à soupape ou suffocant par Bouveret, résulte de la disposition des lèvres de la perforation qui s'appliquent exactement l'une contre l'autre, d'une fausse membrane faisant office de soupape et laissant pénétrer l'air dans la plèvre pendant l'inspiration mais ne lui permettant pas de sortir pendant l'expiration. Il s'ensuit une accumulation et une tension progressive de l'air introduit dans la plèvre qui provoque rapidement la mort.

L'autre est dit ouvert, parce que l'orifice étant net, régulier, laisse entrer et sortir librement l'air.

Si la fistule s'oblitère d'elle-même, le pneumothorax ouvert ou à soupape se transforme en pneumothorax fermé.

La quantité des gaz contenus dans la plèvre s'élève quelquefois jusqu'à 2 litres et plus. Ils se composent principalement d'azote (80 à 92 %), d'acide carbonique, dont la quantité varie de 6 à 16 %.

Le gaz du pneumothorax ouvert ne contient pas plus de 5 % d'acide carbonique, et la pression intrapleurale est égale à celle de l'atmosphère. S'il est fermé, la tension intrapleurale est tantôt supérieure, tantôt inférieure à la pression extérieure, la proportion d'acide carbonique est de 10 %.

Aux gaz qui se trouvent dans la plèvre s'associe presque toujours du liquide, qui est séreux, séro-purulent, rarement purulent. Netter a examiné le liquide de 16 épanchements accompagnant un pneumothorax tuberculeux, il a trouvé 13 fois l'hydropneumothorax : le liquide ne contenait aucun autre microbe que le bacille de Koch. Sa présence y est constante. L'épanchement de l'hydropneumothorax est donc toujours de nature tuberculeuse. Il est le fait d'une pleurésie tuberculeuse, dont le développement suit de très près la perforation pleurale. Les épanchements vraiment purulents (pyopneumothorax) sont beaucoup plus rares. Dans ces cas, le pus à côté du bacille de Koch renferme les microbes ordinaires de la suppuration et des espèces saprogènes en relation avec le processus putride habituel.

Ces deux variétés d'épanchements sont presque toujours distinctes à l'origine, et il est exceptionnel de voir l'épanchement purulent tuberculeux acquérir spontanément la qualité purulente.

Pour que cette transformation ait lieu, il faut une infection nouvelle, et celle-ci ne se fera pas par la fistule première, à moins de grandes modifications du foyer tuberculeux. Elle peut être le fait d'une nouvelle fistule. Le plus ordinairement, les microbes autres que le bacille de Koch auront pénétré au moment de la perforation, et le pyopneumothorax sera tel d'emblée. Le pyopneumothorax est plus rare que l'hydropneumothorax, parce que la rupture pulmonaire se fait beaucoup plus souvent au niveau d'un petit foyer que d'une caverne tuberculeuse.

Symptomatologie.

Début. — La forme commune du pneumothorax par perforation du poumon débute le plus souvent très brusquement, avec une douleur vive dans le côté. Cette douleur, qu'accompagne quelquefois une sensation de déchirure intérieure, provient soit de la distension soudaine de la plèvre par un épanchement gazeux abondant, soit de la rupture d'anciennes adhérences. Elle s'accompagne ou est suivie d'une dyspnée extrême, portée parfois jusqu'à l'orthopnée, avec cyanose de la face, affaiblissement ou extinction de la voix, toux étouffée et sans expectoration, petitesse du pouls, refroidissement et œdème des extrémités, etc. Tout cet état asphyxique est, en somme, le résultat de la compression soudaine du cœur et du poumon et de la congestion collatérale du poumon sain par suite de la compression des capillaires du poumon malade. Mais, après une période plus ou moins longue d'angoisse respiratoire, un calme relatif s'établit. La présence de gaz dans la plèvre en provoque bientôt l'inflammation ; un épanchement liquide s'ajoute à l'épanchement gazeux. On sait que, même chez les tuberculeux, cet épanchement liquide est séreux, séro-purulent, cependant il peut devenir purulent. Ainsi se forme le pyopneumothorax. Il peut même arriver que, la fistule pleuro bronchique étant cicatrisée, les gaz disparaissent et le pyopneumothorax devient ainsi un véritable empyème.

Il est une autre forme, heureusement bien plus rare, de pneumothorax par perforation du poumon. On l'a décrite sous le nom de pneumothorax à soupape. M. Bouveret, qui en a observé deux cas, l'appelle pneumothorax suffocant. La dyspnée augmente de plus en plus et le patient meurt asphyxié, sans arriver à cette période de sédation qui, dans la forme commune du pneumothorax, fait suite à la période dyspnéique du début. Les accidents s'aggravent d'une façon continue et rapide jusqu'à la mort.

Quelquefois le début de l'accident est au contraire insidieux, si le pneumothorax est enkysté ou s'il survient dans la période ultime de la phtisie. Le malade voit sa dyspnée habituelle augmenter légèrement, s'accompagner d'une douleur insolite, mais peu vive et de courte durée, dans un des côtés de la poitrine ; aucun symptôme n'attire spécialement l'attention, et c'est la constatation seule des signes physiques qui dénote l'existence de la maladie. Ce mode de début est rare.

La température est rarement normale ; elle atteint souvent 39 et 40° au début, la fièvre peut n'être que passagère ou bien continuer suivant la marche de la maladie.

Le malade n'affecte pas de décubitus fixe ; il se couche tantôt sur le côté atteint, tantôt sur le côté sain ou indifféremment sur l'un ou l'autre.

Déplacement des organes. — On remarque le déplacement des organes voisins déterminé par l'épanchement gazeux et liquide dans la cavité pleurale. Si le poumon n'a pas contracté d'adhérences, il fuit devant l'invasion du gaz pour se confiner dans le fond de la gouttière vertébrale.

Le cœur se dévie à droite ou à gauche, toujours en sens contraire du siège du pneumothorax et sans aucun mouvement de rotation. Ces déplacements du cœur peuvent coïncider avec de l'arythmie et de la gêne des contractions.

Le déplacement du foie a été signalé très fréquemment dans le pneumothorax pur ou avec épanchement liquide du côté droit. Le foie peut être abaissé dans certains cas de pneumothorax du côté gauche, fait attribuable à une pression exercée sur le lobe gauche.

L'estomac et la rate peuvent aussi être refoulés dans la cavité abdominale ; le déplacement de la rate appartient aux pneumothorax du côté gauche seulement.

Tous ces déplacements sont plus marqués dans le pneumothorax à soupape et dans le pneumothorax fermé que dans le pneumothorax ouvert, où la pression gazeuse intra-pleurale est le moins accentuée.

Signes physiques. — La lésion se trouvant constituée, donne lieu à l'ensemble des symptômes que nous allons décrire. Nous les diviserons en signes fournis :

1° par la simple inspection du thorax;

2° par la percussion ;

3° par l'auscultation ;

4° par la palpation ;

5° par la mensuration ;

Les signes que l'on constate à l'inspection sont bien connus : le thorax revêt un aspect particulier, il est comme globuleux ; les saillies et les dépressions que l'on remarque à sa surface sont effacées; la région antérieure surtout semble soulevée et présente cette apparence bombée qui constitue la voussure observée souvent à la région sous-claviculaire.

Les espaces intercostaux du côté malade sont agrandis, et, si l'épanchement atteint des proportions inusitées, ils peuvent même être distendus au point de dessiner de véritables bosselures. Dans bien des cas, cet aspect caractéristique du thorax fera défaut, surtout si le pneumothorax est ancien ; alors, en effet, ses symptômes propres disparaissent souvent derrière ceux de la pleurésie chronique, et l'on observe le retrait des parois de la poitrine par cette dernière. La dilatation peut exister non seulement du côté malade, mais du côté opposé ; celui-là est dans un état d'immobilité en rapport avec la quantité de liquide épanché.

L'inspection de la paroi thoracique dénote encore, dans certains cas, le gonflement des réseaux veineux sous-cutanés, coïncidant ou non avec un peu d'œdème qui peut s'étendre jusqu'aux bras et aux mains, et exceptionnellement l'existence de *vergetures* sur le côté sain ; elles sont blanches ou rougeâtres suivant leur ancienneté. Thaon, Gimbert, les ont observées chez deux sujets, ces vergetures étaient situées entre l'épine de l'omoplate et la ceinture, l'épine dorsale et la ligne axillaire postérieure, transversales, parallèles entre elles, longues d'un ou de plusieurs centimètres, larges de quelques millimètres à un centimètre, séparées par des intervalles de peau saine d'égale étendue ; elles étaient apparues quelques semaines après la production du pneumothorax.

L'inspection simple du thorax nous révèle uniquement que sa cavité est distendue par un contenu anormal, la percussion nous permet de connaître la nature de ce contenu.

D'ordinaire, comme le pneumothorax s'accompagne d'épanchement et que celui-ci gagne la partie la plus déclive de la cavité pleurale, on constatera deux zones superposées : la plus élevée, sonore et correspondant à la région occupée par l'air ; l'inférieure, mate, comme l'exige la présence de la collection liquide.

C'est dans le décubitus dorsal que les résultats de la percussion nous ont toujours paru revêtir le plus de netteté. L'air se trouve alors placé immédiatement au-dessous de la paroi thoracique antérieure, paroi mince, élastique, qui ne peut par conséquent altérer en rien les caractères de la sonorité. Au contraire, dans la station verticale, si le liquide est un peu abondant, les gaz se réfugient dans la partie la plus élevée de la cavité pleurale, c'est-à-dire qu'ils correspondent à cette région du thorax que double en arrière la couche épaisse des muscles scapulaires. Si l'on percute à ce niveau, il pourra planer une certaine incertitude sur le diagnostic, surtout si l'on n'a pas soin de contrôler les résultats obtenus en explorant de la même manière la région sous-claviculaire.

On s'exposerait à se tromper bien souvent si l'on croyait que le degré de la sonorité est toujours dans un rapport constant avec la quantité d'air contenu dans la plèvre ; cela n'est vrai que dans la majorité des cas et ne peut point être donné comme l'expression d'une vérité absolue.

Lorsque la quantité d'air dépasse certaines limites, le son en est au contraire sensiblement obscurci.

Hughes et Skoda ont été les premiers à signaler ce fait clinique assez intéressant ; l'éminent professeur de Vienne surtout a institué, pour l'expliquer, des expériences qui lui ont démontré qu'il en est ainsi toutes les fois que l'air est soumis à une certaine compression.

Le tympanisme (sonorité exagérée à la percussion) est un signe de la plus haute importance. Avant la découverte de l'auscultation, Bayle et Itard l'ont indiqué comme devant permettre de distinguer le pneumothorax des collections liquides de la plèvre, mais aussi comme une source d'erreur, puisqu'il existe au niveau des grandes cavernes.

Il ne faut pas confondre le tympanisme du pneumothorax avec la sonorité exagérée (bruit skodique), que fournit, sous la clavicule, le refoulement du poumon dans la pleurésie. D'ailleurs, la confusion n'est à redouter que s'il y a pneumothorax partiel, car dans le pneumothorax total le tympanisme est perçu non seulement en avant, mais dans l'aisselle et en arrière.

Les limites de la région tympanisée sont importantes à fixer, car elles renseignent sur l'étendue du pneumothorax. Quand celui-ci siège à gauche, la zone sonore atteint parfois et dépasse même le sternum. Dans certains pneumothorax du côté droit, le cœur étant refoulé vers la gauche, on a constaté du tympanisme jusqu'au bord gauche du sternum.

La recherche du tympanisme est particulièrement facile chez les sujets amaigris.

Au point de vue pratique : le tympanisme peut manquer ; il peut, suivant les circonstances, grandir ou s'atténuer ; enfin les variations de la sonorité sont susceptibles de nous renseigner sur l'état de tension des gaz, la tendance à la résorption ou à l'accumulation de l'air, la situation exacte du poumon comprimé.

L'absence de vibrations vocales se place, au point de vue de la valeur séméiologique, à côté du tympanisme. Dans le pneumothorax comme dans la pleurésie, on constate, en faisant parler ou compter tout haut le malade, après avoir appliqué exactement la main contre sa poitrine, que les vibrations thoraciques sont complètement supprimées. Il est facile de s'expliquer cette analogie de symptôme dans les deux affections : dans l'une et l'autre, l'épanchement liquide ou gazeux constitue une sorte de corps isolant interposé entre le parenchyme pulmonaire et les parois du thorax, et empêche toute propagation par voie de contiguïté, du premier aux secondes.

L'étude des signes fournis par l'auscultation sont les seuls vraiment pathognomoniques qui, une fois bien constatés, ne permettent point de conserver le moindre doute sur la réalité du pneumothorax. Bien décrits pour la première fois par Laënnec, ils ont donné lieu à de nombreuses discussions.

L'absence de murmure respiratoire à l'auscultation est le meilleur de tous les signes du pneumothorax ; c'est le plus fidèle de tous. Quand il existe, quand la poitrine d'un côté est absolument silencieuse, il faut, sans hésitation, songer au pneumothorax. Il n'y a pas de maladie qui puisse fournir ce symptôme avec une pareille netteté, le silence est complet ; et alors, si l'on a constaté préalablement le tympanisme, il est inutile de chercher autre chose; le diagnostic est fait. « Le véritable signe du pneumothorax, dit Laënnec, se trouve dans la comparaison des résultats obtenus par l'auscultation médiate et par la percussion. Lorsque chez un homme dont la poitrine résonne mieux d'un côté que de l'autre, on entend bien la respiration du côté moins sonore, tandis que de l'autre on ne l'entend pas du tout, on peut assurer qu'il est affecté de pneumothorax dans ce dernier côté.

Du côté opposé au pneumothorax, la respiration est exagérée.

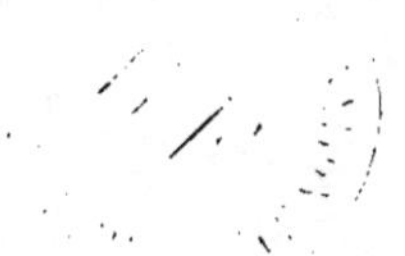

puérile, puisque le poumon sain est obligé de suppléer son congénère.

La respiration amphorique, qu'on appelle encore souffle amphorique, est un des signes les plus constants sinon les plus démonstratifs du pneumothorax, il coïncide presque toujours avec le tintement métallique. La toux et la voix peuvent être aussi amphoriques.

Le souffle amphorique est caractérisé par une altération de murmure respiratoire normal qui le fait ressembler, ainsi que son nom l'indique, au son que l'on obtiendrait en soufflant dans une cruche vide. Il est d'une intensité variable, perçu généralement dans une grande étendue de la poitrine, du côté malade. Il diminue d'intensité quand l'espace qui contient l'air se rétrécit, soit que le poumon reprenne sa place, soit que l'air se trouve chassé par du liquide.

La toux amphorique, caractérisée par un retentissement métallique éclatant, peut être mise en évidence même dans les cas où la respiration et la voix amphoriques font défaut, la toux provoquant un ébranlement singulier des ondes sonores. Il faudra donc la rechercher avec soin dans les cas douteux.

Le tintement métallique est, écrit Laënnec, « un bruit parfaitement semblable à celui que rend une coupe de métal, de verre ou de porcelaine que l'on frappe légèrement avec une épingle ou dans laquelle on laisse tomber un grain de sable. »

Ce bruit est généralement unique; il peut être multiple, comme si, au lieu d'un seul grain de plomb, plusieurs grains tombaient dans une coupe d'airain.

Il n'est guère mis en évidence par la respiration simple; il est produit habituellement par une inspiration forte, par la voix et par la toux; on l'entend à la partie moyenne du thorax en général.

Il n'est pas permanent : perçu un jour, il peut faire défaut le lendemain pour reparaître ensuite.

Tels sont les phénomènes incontestables que l'on peut chaque jour constater au lit du malade.

Tous ces bruits métalliques, ainsi que l'admet Behier, quelle que soit la forme qu'ils revêtent (voix, souffle ou tintement), sont des bruits qui empruntent leur caractère à la collection gazeuse par laquelle ils sont transmis. Ils peuvent exister sans que la collection gazeuse communique avec l'air extérieur. Ils peuvent exister sans que, dans la plèvre, le liquide soit présent avec l'air. La plèvre, remplie d'air, joue donc simplement le rôle d'une caisse de résonance pour les bruits produits dans le larynx, dans les bronches et dans le poumon.

Le bruit d'airain est, d'après Trousseau, le signe pathognomonique de la présence de l'air dans la cavité pleurale. « Si, en appliquant l'oreille sur la paroi postérieure de la poitrine, dit l'éminent clinicien, on fait percuter la paroi antérieure, soit à l'aide du plessimètre et du marteau, soit à l'aide de deux pièces de monnaie, on entend un bruit métallique des plus aigus, des plus vibrants, et souvent d'une intensité telle que l'oreille peut en être blessée. Il comparait le bruit ainsi obtenu à celui que l'on produit lorsqu'on heurte d'un coup sec un vase d'airain, ou à celui que l'on perçoit lorsque, appliquant l'oreille sur le fond d'une barrique vide et ouverte, l'on fait percuter l'autre fond. Il y a des cas où le bruit d'airain est recherché sans succès.

L'hydropneumothorax et le pyopneumothorax, constitués par la sérosité ou le pus ajoutés à l'air, se traduisent par deux nouveaux signes extrêmement importants qui viennent se joindre à ceux du pneumothorax pur : la matité à la base de la poitrine et le bruit de succussion.

Tous les signes d'auscultation s'atténuent à mesure que le liquide monte dans la poitrine, tandis que la zone de matité augmente. Pour avoir un bruit de succussion intense, il faut une quantité modérée de liquide et une vaste cavité aérienne.

La fluctuation du liquide est souvent perçue par les malades eux-mêmes. Pour en entendre le bruit, il convient de saisir le sujet par les deux épaules et de l'agiter brusquement, suivant la méthode hippocratique, tandis que l'observateur applique l'oreille contre la poitrine.

Variot et Raynaud ont donné le nom de *glouglou pleural* à un bruit spécial qu'ils ont entendu chez deux malades. Ils le provoquaient par des mouvements alternatifs de flexion et de redressement du tronc. Ce bruit, qui est comparable à celui d'une bouteille qui se vide, est dû, d'après ces auteurs, au déplacement réciproque des liquides et des gaz contenus dans une plèvre présentant vraisemblablement une disposition cloisonnée.

Le pyopneumothorax peut être révélé par certains signes qui lui sont propres : fièvre, état cachectique du malade, teint pâle, terreux, œdème des membres inférieurs, œdème de la paroi thoracique, rejet par la bouche de matières purulentes, parfois infectes.

Formes. — Les formes ou variétés anatomiques du pneumothorax ressortent de tous leurs caractères anatomo-pathologiques et symptomatiques.

Le *pneumothorax à soupape* ou suffocant dans lequel l'air, entrant à chaque accès de toux dans la plèvre, acquiert une tension supérieure à la tension atmosphérique. Le poumon du côté malade est rétracté et comprimé par le gaz contenu dans la plèvre ; de plus, le cœur et les gros vaisseaux sont refoulés, comprimés ainsi que l'autre poumon. Il en résulte de la congestion pulmonaire, de la cyanose généralisée et de l'œdème qui apparaît aux membres supérieurs, aux membres inférieurs et à la face. Dans ces conditions, la mort ne se fait pas longtemps attendre. Cependant, son évolution n'est pas toujours aussi rapide et peut durer d'un à deux jours.

Le *pneumothorax ouvert* est assez rare dans la tuberculose.

Dans cette variété, la dyspnée est beaucoup moins intense. Après un jour ou deux généralement, les mouvements respiratoires se régularisent, la dyspnée persiste, mais est caractérisée seulement par l'augmentation du nombre et l'exagération de l'amplitude des mouvements respiratoires.

Il est rare que le pneumothorax reste simple et ne se transforme pas en *hydro* ou *pyopneumothorax* : l'épanchement apparait plus ou moins rapidement, il peut augmenter ou rester stationnaire, être séreux ou séro-purulent ; il est rarement purulent d'emblée, mais peut le devenir après un temps variable. L'épanchement annonce sa présence par de la fluctuation et de la matité à la base.

Si la fistule s'oblitère d'elle-même, le pneumothorax ouvert ou à soupape se transforme en *pneumothorax fermé* dans lequel, les symptômes physiques restant les mêmes, les symptômes fonctionnels sont de moins en moins marqués.

Le *pneumothorax double* est absolument exceptionnel.

Le *pneumothorax partiel* se produit le plus souvent chez des tuberculeux arrivés à une période avancée de leur maladie et chez lesquels le poumon a contracté de nombreuses adhérences avec la paroi. Il débute presque toujours insidieusement, et c'est à peine si une légère augmentation de la dyspnée vient attirer l'attention.

Une fois constitué, le pneumothorax partiel donne fort peu de symptômes fonctionnels et évolue insidieusement. Quant aux signes physiques, ils sont les mêmes que ceux du pneumothorax généralisé, mais ils sont limités à une étendue variable de la poitrine.

Ils sont simplement plus faibles, moins marqués et doivent être recherchés avec un plus grand soin.

Marche. — Durée. — Terminaison. — Le pneumothorax affecte une marche variable.

Il survient brusquement dans un grand nombre de cas. La douleur est vive, la dyspnée portée au plus haut degré, la face se cyanose, se couvre de sueurs visqueuses, le pouls est petit, fréquent, irrégulier : cet état dure quelques heures, puis les symptômes varient suivant la marche que doit suivre la maladie.

Quelquefois, les accidents fonctionnels persistent avec toute leur intensité. Puis, après quelques heures ou deux ou trois jours la mort survient par asphyxie.

West a indiqué d'une façon précise la durée du pneumothorax rapidement mortel. Dans 47 cas mortels, le décès est survenu au bout de 20 minutes à 15 jours.

Le pneumothorax qui tue lentement persiste pendant des mois parfois des années.

Le pneumothorax n'est pas toujours mortel.

Des cas de guérison ont été cités par Voillez, Biermer, Legendre et depuis par beaucoup d'auteurs. Notre observation est une nouvelle preuve de la curabilité du pneumothorax.

Elle survient par transformation du pneumothorax ouvert ou à soupape en pneumothorax fermé. D'après Weil, l'occlusion de la fistule est la règle vers la cinquième ou la sixième semaine qui suit le début des accidents.

Pour quelques auteurs, elle serait même plus précoce (8 à 15 jours), l'oblitération pulmonaire étant due soit à une cicatrice, soit aux fausses membranes, et suivie de la résorption, plus ou moins lente, du gaz et du liquide, soit à la transformation de l'hydropneumothorax en hydrothorax et résorption du liquide.

La mort est due soit à l'asphyxie, soit à une poussée aiguë de tubercules ou à la cachexie tuberculeuse.

Diagnostic.

Le diagnostic du pneumothorax ne doit pas être fait simplement dans le but de le distinguer des maladies qui peuvent le simuler, mais il faut encore, dans l'intérêt des indications thérapeutiques, en reconnaître les *causes* et les *variétés anatomiques*.

Lorsqu'on constate du premier coup un de ces grands symptômes qui frappent l'attention : le tintement métallique, le souffle amphorique, mieux encore le bruit de succussion, ou bien, chez un malade atteint de point de côté subit, de dyspnée intense, de tympanisme d'un côté, l'absence de bruit respiratoire du même côté ; ou bien ces quatre signes existant simultanément, le diagnostic est facile et s'impose. Il est très difficile quand, au contraire, le pneumothorax vient compliquer un état déjà grave, frappe un sujet court d'haleine, un phtisique avancé, dont il exaspère simplement la dyspnée.

L'*emphysème pulmonaire* peut être confondu avec le pneumothorax, puisqu'il s'accompagne lui aussi de dilatation thoracique, de sonorité exagérée, d'affaiblissement du murmure vésiculaire. Seulement, dans l'emphysème, la sonorité du thorax n'est jamais amphorique ni métallique, le murmure vésiculaire ne s'éteint pas complètement, les râles bronchiques sont plus fréquents sans être métalliques, les vibrations thoraciques persistent, la poitrine est dilatée des deux côtés à la fois, tandis qu'en général le pneumothorax est unilatéral.

La *pneumonie* et la *pleurésie* peuvent s'accompagner de souffle amphorique et d'un état dyspnéique assez marqué pour faire penser à un pneumothorax, mais ce souffle n'a jamais l'intensité ni l'éclat métallique de celui de l'épanchement gazeux ; il ne s'accompagne pas d'ailleurs du tintement métallique, ni du bruit d'airain ; il a son maximum au niveau de la racine ou du sommet du poumon, il diminue ou disparaît lorsque le malade respire doucement, enfin il coïncide avec une matité très étendue et le plus souvent avec des gargouillements pulmonaires.

La pleurésie, plus encore que la pneumonie, s'accompagne d'un bruit skodique qu'on pourrait confondre avec le tympanisme du pneumothorax. Il y a un autre symptôme qui a causé plus d'erreur que le bruit skodique, c'est le souffle amphorique. Si donc le souffle amphorique est constaté, il faut secouer le malade en l'auscultant ; la constatation du bruit de fluctuation permettra d'affirmer l'hydro ou le pyopneumothorax et de repousser l'hypothèse d'une pleurésie simple.

Les *cavernes pulmonaires* étendues ne sont pas toujours faciles à distinguer du pneumothorax, lorsqu'elles présentent de la sonorité exagérée, du souffle amphorique, exceptionnellement du tintement métallique et même parfois du bruit de succussion. Ces grandes cavernes ne se rencontrent que chez des tuberculeux arrivés à la troisième période, s'accompagnent de lésions tuberculeuses dans les deux poumons. La poitrine est plus souvent affaissée que dilatée, les vibrations thoraciques conservées ou exagérées, les gros râles et les gargouillements plus forts et plus facilement provoqués par la toux ; les organes ne sont pas déplacés; la sonorité thoracique augmente ou diminue suivant que le malade ouvre ou ferme la bouche, ou suivant qu'il fait un mouvement d'inspiration ou d'expiration ; enfin, lorsque le pneumothorax siège à gauche, ce qui est le cas le plus ordinaire, le cœur est déplacé vers la droite, ce qui ne s'observe pas dans les cavernes.

La *dilatation de l'estomac* peut être l'origine d'un bruit de fluctuation qu'on peut confondre avec le bruit de succussion né dans la plèvre. Il arrive assez souvent que, chez un sujet atteint de pleurésie, les bruits de succussion fassent penser à l'hydropneumothorax, alors qu'il n'y a qu'un estomac dilaté.

Certains retentissements métalliques qui se produisent dans l'estomac ont pu faire songer au tintement métallique du pneumothorax.

Le pneumothorax étant reconnu, diagnostiqué, il est nécessaire de savoir s'il est *généralisé* ou *partiel*.

La *pneumothorax total* est excessivement rare ; Laënnec en rapporte deux observations, dont l'une appartient à Récamier. Bricheteau en a observé un cas et M. Duguet un autre. Il se termine habituellement par la mort.

Le *pneumothorax partiel* se produit le plus souvent chez des tuberculeux arrivés à une période avancée de leur maladie. Lorsqu'il siège à la base de la poitrine, il n'est pas trop malaisé à reconnaître, car la percussion et l'auscultation montrent assez facilement qu'il n'occupe qu'une partie limitée de la cavité pleurale et que le poumon n'a pas été complètement refoulé. Il peut siéger à la partie supérieure, rarement à la partie moyenne. Les signes physiques du pneumothorax partiel sont les mêmes que ceux du pneumothorax généralisé, il sont simplement plus faibles, moins marqués et doivent être recherchés avec un plus grand soin.

Le diagnostic différentiel des diverses *formes* de pneumothorax n'est pas sans influence sur le traitement. Il est bon d'en résumer les caractères d'après les indications de Weil, Ewald, etc.

Le *pneumothorax à soupape* se montre fréquemment dans la phtisie pulmonaire et tend toujours à se fermer. La dyspnée est extrême et s'accompagne souvent de troubles circulatoires généraux et pulmonaires très marqués, la sonorité est exagérée, l'amphorisme, le bruit d'airain, le tintement métallique, sont très prononcés, etc... Aucun signe ne fait connaître la soupape : on peut la soupçonner tout au plus, lorsque, après des évacuations successives du gaz, la tension positive se reproduit vite et facilement.

Dans le *pneumothorax ouvert*, la base du thorax est légèrement dilatée et immobile, la résonnance métallique est à son maximum, le déplacement des organes voisins à son minimum ; le souffle amphorique, le retentissement de la voix, le tintement métallique s'observent presque dans tous les cas.

Dans le *pneumothorax fermé*, qui peut succéder après un certain temps à l'un des précédents et être une première étape vers la guérison, les signes fonctionnels sont peu marqués.

Quelle est la *nature du liquide* épanché avec l'air ?

Ce liquide est ordinairement séreux ou séro-purulent et conserve longtemps ces qualités ; plus rarement il est purulent d'emblée, ou le devient après un temps variable. Les signes physiques sont les mêmes dans tous les cas.

Louis a vu, sur 8 cas, 6 épanchements séreux ou troubles.

Sur 27 cas, West a constaté 9 fois du pus, 10 fois du liquide séro-purulent, 8 fois de la sérosité.

Weil a trouvé, dans 43 autopsies, 27 fois un exsudat séreux ou séro-purulent, 16 fois du pus.

Netter a fait un relevé de 16 cas personnels dans lesquels il y avait 13 fois épanchement séreux ou séro-purulent, 3 fois du pus.

Ces différentes statistiques montrent que le liquide est plutôt séreux ou séro-purulent que purulent.

En dehors de ces probabilités, le diagnostic de la nature du liquide repose surtout sur l'étude des phénomènes généraux : l'absence de réaction de la part de l'organisme est en faveur de la nature séreuse du liquide ; au contraire le pus traduira sa présence dans la plèvre par le syndrome clinique bien connu des suppurations internes : fièvre à oscillations plus ou moins marquées mais toujours à exacerbation vespérale : amaigrissement et perte des forces, teint terreux, embarras gastrique, langue saburrale, etc.

Le clinicien recueillera avec soin ces différents éléments

d'appréciation pour se faire un diagnostic probable ; mais la certitude ne lui sera fournie que par l'examen direct du liquide, qu'une ponction aseptique lui donnera aisément.

Cet examen permettra en cas d'épanchement purulent de déterminer les espèces microbiennes qui en sont les facteurs pathogènes et d'en tirer d'utiles données pour le pronostic et le traitement.

Pronostic.

Le pronostic du pneumothorax est subordonné à l'ensemble de ses symptômes, à la cause qui l'a déterminé, à l'état du poumon et de la plèvre, à l'état du poumon opposé, etc... C'est une des complications les plus redoutables de la tuberculose pulmonaire. Dans bien des cas, il entraîne la mort des malades qui en sont atteints, soit dans les premières heures ou dans les premiers jours qui suivent l'irruption de l'air dans la plèvre, soit plus tard, à la période où la pleurite qui suit la déchirure de la plèvre a déterminé la formation d'un épanchement séro-purulent.

Il est important pour le pronostic de savoir si le pneumothorax est à soupape, ouvert ou fermé, s'il est partiel ou généralisé, s'il contient du liquide sereux, séro-purulent ou purulent ; on doit tenir grand compte aussi de l'état antérieur du sujet et de l'état de l'autre poumon.

Des diverses variétés de pneumothorax, le pneumothorax à soupape est le plus grave, puisqu'il peut occasionner la mort en quelques heures. Le pneumothorax partiel est moins grave que le pneumothorax généralisé. Si le liquide contenu dans la plèvre est séreux, séro-purulent, la guérison peut se faire ; s'il est purulent, le pronostic s'aggrave ; il est fatal si les lésions tuberculeuses sont avancées, et existent dans l'autre poumon.

Pour quelques auteurs (Czernicki, Hérard, Potain), la longue survie des phtisiques atteints de pneumothorax pourrait être due à cette complication même, et le pneumothorax pourrait enrayer la marche de la tuberculose dans le poumon comprimé et inactif.

La guérison du pneumothorax est possible. Voillez a trouvé, à l'autopsie d'un phtisique dont le pneumothorax avait guéri, l'ouverture ovale d'une caverne superficielle bouchée par une fausse membrane.

Béhier cite deux phtisiques qui ont guéri. Ces deux sujets avaient du liquide (probablement séreux) dans la plèvre; il considère comme un facteur favorable la présence de ce liquide qui aide, d'après lui, à l'oblitération de la fistule. Il pense que, sans liquide, le pneumothorax ne peut guérir.

En France, Beau, Legendre; en Allemagne, Skoda, Niemeyer; en Angleterre, Stokes, Graves, ont publié des cas analogues. Vigier dans sa thèse, en 1872, apporte quelques observations nouvelles au contingent nombreux qui existe déjà.

Quoique souvent grave, le pronostic du pneumothorax dans quelques cas comporte donc une certaine bénignité.

Traitement.

Le traitement du pneumothorax des tuberculeux doit être envisagé à deux périodes différentes :

1° Au moment même de la production de l'accident et dans les heures qui suivent l'irruption de l'air dans la plèvre;

2° A une époque plus éloignée, quand, au bout de plusieurs semaines, la pleurite qui a suivi l'irruption de l'air a amené la formation d'un épanchement liquide.

Dans le premier cas, le pneumothorax supprime brusquement la fonction d'une des moitiés des organes respiratoires et diminue de moitié le champ de l'hématose.

L'arrêt de fonctionnement de tout un poumon, grave dans tous les cas, est particulièrement menaçant quand il s'agit de malades, chez lesquels le poumon du côté opposé est le plus souvent déjà lésé par la tuberculose. Aussi l'asphyxie immédiate ou rapide est-elle fréquente chez les phtisiques atteints de pneumothorax.

Même dans les cas où les accidents ont une issue favorable, la situation des malades est horriblement pénible et angoissante, au moment où se produit le pneumothorax. Le plus souvent, il existe une douleur de côté extrêmement vive. La dyspnée est intense. Le besoin d'air est impérieux et se manifeste par l'accélération des mouvements respiratoires, les battements tumultueux du cœur, la cyanose de la face et des extrémités.

Pour combattre les accidents immédiats qui suivent la production du pneumothorax, le traitement indiqué sera médical ou chirurgical.

Traitement médical. — 1° Toniques, cognac, champagne, etc., pour soutenir les forces des malades.

2° Injections de caféine pour soutenir l'énergie des battements du cœur, d'éther pour stimuler les malades en danger d'asphyxie, au moment où l'on voit les extrémités se refroidir et la cyanose apparaître.

3° Injections de morphine pour calmer la douleur et procurer du repos au malade.

4° Inhalations d'oxygène.

5° Ventouses sèches pour s'opposer à la congestion du poumon resté perméable.

Ces moyens ont une action malheureusement limitée et sont souvent impuissants pour remédier à une situation menaçante.

Traitement chirurgical. — Lorsqu'ils sont insuffisants, l'opération de la thoracentèse devient absolument indiquée, c'est le seul traitement chirurgical d'urgence. Faite prudemment et avec l'antisepsie indispensable, elle est inoffensive.

Elle peut sauver le malade d'une mort presque certaine, quand il s'agit d'un pneumothorax à soupape, qui permet l'entrée de l'air dans la plèvre et s'oppose ensuite à sa sortie. Dans ces conditions, l'air contenu dans la plèvre peut avoir une pression supérieure à la pression atmosphérique. La thoracentèse, faite en temps opportun, a pour effet de vider la plèvre du trop-plein de son contenu gazeux et de s'opposer aux effets redoutables de la compression des organes du médiastin.

Si le pneumothorax communique facilement avec les bronches et si l'air intra-pleural a une pression égale à la pression atmosphérique, la thoracentèse n'a pas la même efficacité. Elle reste néanmoins une opération sans danger qui, répétée plusieurs fois, peut vider partiellement la plèvre de son contenu.

Il est toujours bon, si on se décide à faire la ponction de la poitrine, de la faire suivre d'une application de ventouses sèches pour éviter la congestion aiguë du poumon et l'expectoration albumineuse.

Dans le deuxième cas, lorsque les dangers des premiers jours ont été écartés, le pneumothorax entre dans une nouvelle phase qui correspond à l'inflammation de la plèvre irritée par la présence des gaz et des liquides septiques.

L'épanchement gazeux du début se complique bientôt d'un épanchement liquide, le plus souvent séro-purulent.

Le moment propice pour l'intervention ne peut être indiqué d'une façon précise.

L'intervention est urgente quand le liquide, devenu très abondant, comprime les organes de voisinage et en gêne manifestement le fonctionnement. La dyspnée, les accès de suffocation, la fièvre persistante, les signes d'infection par septicémie d'origine pleurale, sont encore les éléments qui nécessitent et légitiment l'intervention.

Les contre-indications de l'intervention sont tirées, comme pour toutes les opérations pratiquées chez les tuberculeux, de l'état des poumons, et plus particulièrement de l'état du poumon du côté opposé au pneumothorax. Si ce poumon est atteint de lésions assez avancées pour que la mort doive en être fatalement la conséquence rapide, si le mauvais état des organes digestifs rend le pronostic fatal à brève échéance, toute médication active doit être rejetée. Seule, l'asphyxie absolument menaçante autoriserait une opération.

On a accusé l'intervention dans le pyopneumothorax des tuberculeux de favoriser les poussées de tuberculose du côté opposé.

Ces poussées ont, en effet, été observées quelquefois, mais probablement par le fait de coïncidence malheureuse, car dans la plupart des cas, elles n'ont pas eu lieu. Si elles étaient inévitables, elles devraient s'observer également après toute intervention dans les pleurésies tuberculeuses et contre-indiqueraient la ponction dans tous les épanchements pleuraux observés chez les phtisiques.

La congestion aiguë du poumon, l'expectoration albumineuse observées dans quelques cas, sont en réalité très rares et ne sont pas plus à craindre que dans le traitement de n'importe quelle pleurésie.

Parmi les accidents qui peuvent suivre l'intervention, la réouverture de la fistule pulmonaire est redoutée par quelques médecins. Cette réouverture est possible, mais constitue, en fait, un accident d'importance secondaire, insuffisant pour faire repousser une intervention qui, seule, peut sauver le malade d'une mort imminente.

Une fois l'intervention décidée, quelle opération convient-il de faire ?

La thoracentèse seule est inefficace. Elle permet l'évacuation du liquide, mais, comme il s'agit presque toujours d'un épanchement séro-purulent ou purulent, le liquide se reproduit rapidement.

L'amélioration qui suit la ponction n'est que passagère. La situation redevient grave dès le lendemain ou tout au moins au bout de peu de jours.

Pour obtenir un résultat durable, il serait indispensable de répéter fréquemment la ponction, mais ce serait au risque d'épuiser le malade.

Insuffisante pour amener la guérison, la thoracentèse peut être employée comme traitement d'attente et aussi pour s'assurer de la nature du liquide et se rendre un compte exact de l'état du poumon.

Abstraction faite de la thoracentèse, trois méthodes de traitement ont été proposées :

1° L'aspiration de liquides combinée à l'injection d'air stérilisé (méthode du professeur Potain) ;

2° L'injection intra-pleurale de liquides antiseptiques ;

3° L'opération de l'empyème ou la thoracotomie ;

1. Le procédé opératoire du professeur Potain a pour but d'éviter la trop brusque expansion du poumon et de prévenir la rupture de la fistule si elle est déjà cicatrisée.

L'opération consiste à retirer le liquide par aspiration. On introduit en même temps une aiguille dans un espace intercostal voisin et par cette aiguille on fait pénétrer dans la plèvre de l'air filtré, à travers de l'ouate et rendu aseptique par son passage dans des flacons chargés d'eau phéniquée. On transforme de cette manière le pyopneumothorax en pneumothorax à air aseptique, dont l'épanchement gazeux peut se résorber ultérieurement d'une façon graduelle. L'opération remet les choses dans l'état où elles étaient au moment de la production du pneumothorax, avec cette différence importante que l'air introduit par l'injection dans la plèvre est un air aseptique, dont la présence n'est pas irritante pour la séreuse.

Cette méthode de traitement, qui a donné à M. Potain plusieurs cas de guérison, est excellente quand il s'agit d'épanchements séreux. Quand l'épanchement est purulent ou renferme des microbes pyogènes, elle semble moins indiquée. En effet, l'aspiration du liquide est forcément incomplète ; elle laisse dans la cavité de la plèvre ou dans les fausses membranes des germes qui peuvent irriter de nouveau la séreuse et amener la reproduction du liquide purulent.

Cette méthode est de plus un peu compliquée comme technique. Elle exige un outillage dont l'emploi n'est pas possible dans tous les milieux.

2. Les injections intra-pleurales antiseptiques ont été conseillées par Renaud et par Moizard. Renaud injecte dans la plèvre de 3 à 8 gram. de liqueur de Van Swieten.

Le liquide injecté par Moizard est une solution à parties égales de teinture d'iode, d'alcool à 60 degrés et d'iodure de potassium au dixième.

Moizard, après avoir injecté 30 gram. de cette solution à un malade, a constaté une amélioration presque immédiate.

Les injections intra-pleurales antiseptiques sont utiles pour combattre la septicémie, due à la présence dans la cavité pleurale d'un liquide virulent, à la condition que ce liquide soit peu abondant.

Quand le danger réside à la fois dans la virulence et dans l'abondance de l'épanchement, l'ouverture large de la poitrine et les lavages antiseptiques semblent mieux répondre aux indications thérapeutiques.

3. L'empyème, qui a été longtemps prescrit dans le traitement du pneumothorax, ne jouit plus, en effet, actuellement du

même discrédit. Son utilité a été démontrée par Leyden, Guttmann, Merklen et Richardière, qui ont pu, grâce à lui, sauver des tuberculeux d'une mort certaine.

Pour apprécier la valeur de l'empyème chez les tuberculeux atteints de pyopneumothorax, il importe de tenir compte des conditions défavorables dans lesquelles est pratiquée l'opération. Comme après toutes les opérations pratiquées chez les tuberculeux, des poussées tuberculeuses peuvent aggraver l'état du malade. L'état du poumon du côté opposé plus ou moins atteint par la tuberculose assombrit le pronostic.

L'empyème est une opération d'urgence qui est indiquée dans deux cas : 1° lorsque le liquide est très abondant et gène par son volume le fonctionnement des organes voisins ; 2° lorsque le liquide est purulent et détermine par sa virulence des phénomènes d'infection générale.

L'opération agit contre certains éléments de la dyspnée et contre la septicémie : elle n'est pas le remède à la tuberculose.

Si on négligeait les conditions dans lesquelles se fait cet empyème, la statistique en serait en effet singulièrement défavorable. Sur trois cas, Leyden n'a eu qu'un cas de guérison et Gutmann de même.

Il faut savoir que, dans les cas de guérison du pyopneumothorax des tuberculeux par l'empyème, l'opération a toujours été suivie de la persistance d'une fistule donnant une quantité variable de liquide. Il s'agit d'un fait général, car la fistule a été observée, quel qu'ait été le procédé opératoire employé. La persistance d'un trajet fistuleux a été notée par Guttmann et Leyden, qui avaient opéré leurs malades par la thoracotomie. Merklen l'a observée chez son malade. Elle a été également la suite de l'opération de l'empyème chez un malade de Richardière, qui, opéré plus tard de la thoracotomie, n'en a pas moins gardé une fistule thoracique, donnant issue à une petite quantité de liquide.

Cet accident, sans importance au point de vue de l'état général des malades, est indépendant de la technique opératoire, employée contre les pyopneumothorax des tuberculeux. On l'observe aussi bien après la thoracotomie qu'après l'empyème.

Merklen, qui a indiqué cette conséquence ordinaire de l'empyème pratiqué pour le traitement du pyopneumothorax des tuberculeux, a fait remarquer que les pleurésies tuberculeuses traitées par l'empyème laissaient de même une fistule persistante.

OBSERVATIONS

PREMIÈRE OBSERVATION[1].

Pneumothorax tuberculeux. — Début brusque. — Amélioration.

« Jacques S..., âgé de trente ans, entre à l'hôpital Saint-Eloi le 29 mars 1874, dans le service de M. Dupré, pour un pneumothorax développé subitement dans la nuit précédente. Voici ce qu'il raconte:

L'été dernier, sa femme mourut de phtisie à la suite d'une longue maladie, pendant laquelle il l'avait continuellement soignée. Quelque temps après, il fut pris de toux, de sueurs nocturnes, eut deux hémoptysies légères. Voyant ses forces diminuer, il vint à l'hôpital dans les premiers jours de janvier. M. le professeur Combal, alors chargé de la Clinique médicale, diagnostiqua une phtisie commençante au sommet des deux poumons : il y avait à cette époque quelques craquements humides sous les clavicules et dans les deux fosses sus-épineuses.

Il resta un mois environ à l'hôpital, prit de l'huile de foie de morue et quelques potions calmantes qui amenèrent une amélioration très notable. Il put reprendre ses occupations quelques jours après.

[1] Lafon (J.-L.); *Du pneumothorax, ses causes, son diagnostic*. Th. de Montpellier, 1874.

Pourtant il se sentit bientôt de nouveau fatigué ; la toux et l'expectoration étaient revenues ; ses forces étaient moindres. Il fut consulter son médecin. La nuit qui suivit cette consultation, le malade s'était couché assez tranquille et n'avait toussé que très peu, quand, vers une heure du matin, il fut réveillé en sursaut par une violente douleur dans le côté droit de la poitrine, avec sentiment de déchirure et dyspnée très intense. Il fut obligé de se tenir sur son séant tout le reste de la nuit, manquant d'air et éprouvant une angoise inexprimable. Le lendemain, 19 mars, on l'apportait à l'hôpital.

A ce moment, l'auscultation révèle des râles humides sur toute la hauteur du poumon droit, décroissant du sommet à la base ; en arrière, des râles humides également très accusés, surtout dans la fosse sus-épineuse. A gauche, absence complète du murmure vésiculaire, sonorité tympanique sur toute la hauteur, voussure marquée de tout ce côté de la poitrine.

Dans les fortes inspirations, l'oreille perçoit un bruit métallique très clair ; l'auscultation de la voix amène pareillement ce timbre métallique vibrant qui permet au médecin de diagnostiquer aussitôt l'existence d'un pneumothorax. Les jours suivants, ces signes persistent ; on perçoit en outre, à la base du côté gauche, un peu d'épanchement pleurétique ; la matité remonte jusquà l'angle de l'omoplate ; la sonorité se maintient dans tout le reste du côté gauche. En faisant agiter le malade pendant que l'oreille reste appliquée sur sa poitrine, on perçoit le bruit de succession qui s'accompagne d'un timbre métallique très accusé. En percutant à la partie antérieure, soit sur une pièce de monnaie avec la pointe d'un couteau, soit même par la percussion digitale simple, on entend nettement un bruit métallique très vibrant et à tonalité plus forte que par l'auscultation.

»Le 24 mars, ces divers phénomènes étaient très accentués, et le pneumothorax s'était transformé en hydropneumothorax.

»L'état général, à son tour, s'était amélioré ; la respiration devenue plus libre, l'expectoration peu abondante.

»On constitua le traitement suivant, qui fut continué pendant longtemps :

1° Décoction seconde de lichen d'Islande.

2° 15 gram. d'huile de foie de morue.

3° Julep avec { 15 gram. sirop diacode.
20 gram. sirop d'iodure de fer.

»Depuis lors, les accidents aigus ont disparu. Le malade se lève et se promène : il sort même très souvent hors de l'hôpital. Lorsque nous revîmes le malade, ses diverses fonctions s'exécutaient assez bien ; la respiration quoique courte, est libre et facile, la toux est peu fréquente, l'expectoration est muco-purulente le matin, à peu près séreuse le reste du jour ; les phénomènes n'ont guère varié depuis notre dernier examen. Le côté droit présente toujours des râles humides, disséminés ; il existe une légère matité en haut, dans les régions sous-claviculaire et sous-épineuse. A gauche, la sonorité est seulement exagérée dans la fosse sous-épineuse ; en bas, il y a de la matité absolue et de la submatité en haut, le murmure vésiculaire est aboli dans les deux tiers inférieurs, où l'on perçoit une respiration métallique évidente. La succussion hippocratique est encore très manifeste et perçue tant par le malade lui-même que par la main et l'oreille de l'observateur; elle s'accompagne d'un bruit d'airain très accentué ; la percussion de la région antérieure produit le même phénomène.

»Depuis quelques jours, l'état général s'est un peu aggravé : il existe une fièvre continue, quoique peu intense, des sueurs profuses, et l'expectoration est devenue plus abondante. L'examen attentif de la poitrine, pratiqué par M. le professeur Combal, n'a pas amené de résultats nouveaux, quoique l'on ait des raisons de craindre la généralisation de la lésion tuberculeuse, que la survenance de cette complication semblait avoir enrayée pour le moment.

»En résumé, notre malade présente encore tous les signes d'un hydropneumothorax, qui persiste malgré l'emploi d'une série de médications.»

Nous avons cru devoir rapporter textuellement cette observation empruntée à la thèse de Laton, et prise par lui dans le service de la clinique médicale de l'hôpital Saint-Éloi, en raison des points de ressemblance qu'on y peut relever avec le cas que nous voyons évoluer nous-mêmes.

Il s'agit, chez le malade de Saint-Éloi de même que chez notre femme de la salle Bichat, d'un pneumothorax développé à une période précoce d'une tuberculose pulmonaire bilatérale. Les premiers signes en avaient été constatés nettement par M. le professeur Combal trois mois avant l'établissement du pneumothorax, et, bien que plus accentués que chez notre tuberculeuse, puisqu'il existait déjà des craquements humides des deux côtés, en avant et en arrière — c'est-à-dire des signes de fonte tuberculeuse — ils n'en sont pas moins comparables. De part et d'autre en effet, il s'agit de tuberculeux à la première période — si l'on peut conserver cette vieille appellation — et non pas de tuberculeux à cavernes, et c'est là une affirmation nouvelle d'une vérité clinique parfaitement établie depuis MM. Germain Sée et Mathieu, à savoir la précocité de la complication du pneumothorax.

Le rapprochement est plus intéressant encore et révèle une plus complète identité des deux cas, si l'on se place au point de vue de leur évolution : début, marche, et vraisemblablement terminaisons en sont de tous points semblables.

Le début avec sa brusquerie dramatique, ses caractères d'incident suraigu, effrayant, au cours d'une phtisie commençante, à symptomatologie effacée est bien celui que décrivent les classiques, et le seul récit qu'en fit le malade dut mettre immédiatement sur la voie du diagnostic ; ne retrouve-t-on pas en effet cette violente douleur pongitive en pleine poitrine, éclatant subitement, comme un coup de poignard, et en dehors de toute cause occasionnelle, au milieu de la nuit — la dyspnée consécutive, atroce, s'accompagnant d'une angoisse inexprimable, et enfin tous les phénomènes généraux graves : lipothymie, petitesse et accélération du pouls, sueurs froides, etc. :, qui suivent la pénétration brusque et pour ainsi dire brutale de l'air dans la plèvre ?

Nous n'insisterons pas sur les signes de ce pneumothorax une fois établi : il y a là, de même d'ailleurs que dans notre cas, l'ensemble classique des signes physiques de cette affection ; voussure thoracique, sonorité exagérée à la percussion avec bruit d'airain de Trousseau, etc...

Il est plus intéressant de relever un détail symptomatique commun aux deux cas : à savoir la succession après un temps appréciable de l'épanchement liquide à l'épanchement gazeux. On sait, par ce que nous avons dit au début, que la pleurite déterminée par la présence de l air dans la plèvre, ne tarde pas à donner lieu à une véritable réaction séreuse qui transforme le pneumothorax pur du début en hydropneumothorax. Ici on a pu saisir, à son éclosion même, cette complication ; et l'observation note à ce moment l'apparition d'une matité absolue, hydrique à la base gauche, et la production du bruit de succussion hippocratique, signes qui vont en s'accentuant jusqu'au 24 mars, le sixième jour après le début de l'affection et persistent depuis en s'amendant progressivement. C'est également ce que nous signalons dans notre cas.

Début et période d'état sont donc comparables dans les deux cas ; l'évolution ultérieure présente aussi une grande analogie. Ce sont deux pneumothorax tendant à la guérison. Le fait, pour n'être pas exceptionnel, mérite d'être signalé, en raison de la gravité habituelle de cette complication.

Il semblait même dans le cas de Saint-Eloi, que le pneumothorax tendait à enrayer la marche de la tuberculose pulmonaire, lorsque, après une période d'état stationnaire, on put constater, par l'examen de la poitrine, des signes évidents des progrès de la maladie. Il semble aussi que nous assistions chez notre malade à un arrêt dans la marche de la tuberculose pulmonaire qui, pour n'être peut-être que momentané, n'en est pas moins remarquable.

Ce rôle curateur du pneumothorax sera d'ailleurs étudié plus loin, nous n'y insistons pas actuellement. Nous ne voulons pas pousser plus loin cette comparaison, et souligner les différences évidentes que présentent les deux cas cliniques ; les analogies signalées suffisent pour justifier notre citation.

OBSERVATION II (personnelle).

Prise à l'Hôtel-Dieu Saint-Eloi Suburbain, dans le service de M. le professeur Grasset, suppléé par M. le professeur agrégé Ducamp.

Hydropneumothorax complet et ouvert du côté droit au septième mois d'une tuberculose pulmonaire; début bruyant, disparition rapide des troubles fonctionnels, persistance de l'ensemble complet des signes physiques classiques. — Tendance à la guérison.

Marie T..., modiste, âgée de 23 ans, entre le 15 février 1895, au lit n° 5 de la salle Bichat. Elle ne présente dans sa parenté aucun antécédent morbide: sa mère est morte à 38 ans d'une courte maladie (?); son père a toujours été bien portant, et elle a quatre frères et deux sœurs, tous en bonne santé. Aucun de ses parents n'a présenté de signes de tuberculose pulmonaire.

La menstruation, survenue à l'âge de 13 ans, a toujours été régulière et abondante. En janvier 1893, la malade a accouché normalement d'un enfant bien portant, qui fut élevé par une nourrice à la campagne et mourut à sept mois, dans des circonstances inconnues de sa mère.

La malade aurait contracté la syphilis; elle est médiocrement explicite sur ce sujet, et en l'absence de manifestations actuelles de la maladie (sauf une adénopathie cervicale assez nette), nous notons ce détail sous toute réserve.

Elle n'a jamais eu aucune affection de poitrine, ni pleurésie, ni bronchite; elle n'était pas sujette à s'enrhumer et, malgré le surmenage d'une existence irrégulière, jouissait d'une excellente santé.

C'est au mois de juillet 1894 qu'elle donna les premiers signes de tuberculose pulmonaire; elle se mit à tousser d'une toux sèche, pénible, qui la réveillait pendant la nuit, revenait par quintes le matin, et se reproduisait quelquefois après le repas, amenant le rejet des aliments ingérés; cette toux s'accompagna bientôt d'une expectoration jaune, épaisse, peu abondante. L'appétit diminua, les forces baissèrent et la malade maigrit notablement; les règles se firent moins abondantes et pâles et se montrèrent depuis lors irrégulièrement. Elle n'accusait alors ni fièvre, ni essoufflement, ni palpitations, ni sueurs nocturnes ; mais l'affaiblissement fit de si rapides progrès que la malade dut entrer à l'hôpital Suburbain le 27 juillet. Elle fut placée dans le service de M. le professeur Grasset, au lit n° 6 de la salle Bichat ; nous n'avons sur ce premier séjour hospitalier que les renseignements donnés par la malade ; on peut supposer que le diagnostic de tuberculose pulmonaire fut posé, en raison du traitement créosoté qui lui fut donné ; les deux mois de ce séjour furent d'ailleurs sans incident : rapidement améliorée par le repos et le régime, la malade se levait, avait bon appétit, toussait et crachait modérément, était sans fièvre.

Sortie de l'hôpital Suburbain à la fin de septembre, elle est soignée par M. le professeur agrégé Rauzier, à la Polyclinique de l'Hôpital Général, où son premier examen donne lieu aux constatations suivantes :

« 30 octobre. Examen de la poitrine.

» Pas de déformation bien accentuée : tout au plus une légère dépression sous la clavicule droite ; la pression exercée à ce niveau, sans être douloureuse, est cependant plus sensible que du côté opposé.

» A droite, en avant et au sommet, les vibrations sont exagérées et la percussion donne également dans cette région une zone de submatité très nette.

» A l'auscultation, on trouve les deux temps de la respiration modifiés ; à côté d'une inspiration obscure, l'expiration se fait entendre rude, prolongée, presque soufflante ; on entend en outre sous la clavicule des bruits humides qui vont s'atténuant du sommet vers la base.

» En arrière et toujours du côté droit, l'examen révèle les mêmes signes moins les bruits humides. Du côté gauche, tout est normal tant en avant qu'en arrière.

» Rien au cœur ni dans la sphère génitale.

» Règles peu abondantes, décolorées, irrégulières.

» Toux et expectoration abondante.

» Légères hémoptysies à plusieurs reprises, vers le 20 septembre.

» Médiocre appétit, vomissements alimentaires sous l'influence de la toux survenant après les repas. Jamais de diarrhée persistante, ni de sueurs nocturnes.

» Signes d'anémie profonde : pâleur blafarde du visage, décoloration de la muqueuse des lèvres et des gencives, sensation de lassitude générale.

»Traitement :

»1° Huile de foie de morue à doses progressivement croissantes jusqu'à concurrence de deux verres à bordeaux par jour ;

»2° Un verre à liqueur matin et soir avant le repas de :

»Vin de quinquina.......... 1 litre.
»Liqueur de Fowler........ 10 centim. cubes.

»3° Une mouche de Milan sous la clavicule droite suivie d'une seconde à quinze jours de distance ;

»4° Badigeonnage à la teinture d'iode sur le côté droit, tous les trois jours alternativement en avant et en arrière. »

Elle revient de temps en temps à la consultation, où l'on constate, avec la persistance des signes fournis par l'auscultation, l'amélioration des phénomènes généraux, et elle suit, assez irrégulièrement d'ailleurs, le régime thérapeutique ci-dessus.

Le 15 février 1895, lorsqu'elle entre pour la deuxième fois à l'hôpital, c'est en raison d'une légère recrudescence des troubles respiratoires essoufflement facile, toux et expectoration survenues, dit-elle, sous l'influence du froid.

Un examen sommaire pratiqué le premier jour fait diagnostiquer : tuberculose pulmonaire, et on prescrit le traitement créosoté et le vin de quinquina au Fowler.

Le lendemain, en l'examinant de plus près, on remarque l'obscurité respiratoire absolue dans toute l'étendue du côté droit de la poitrine. A gauche, respiration supplémentaire en arrière ; en avant, obscurité relative.

Le 20 février, M. le professeur Ducamp, en auscultant la malade, perçoit un bruit si intense, qu'il le suppose d'abord extérieur à la malade, mais il ne tarde pas à reconnaître un souffle amphorique à timbre métallique très pur qui s'entend dans le côté droit de la poitrine sur toute sa hauteur, également en arrière et en avant. Le diagnostic de pneumothorax est immédiatement posé, et un examen attentif en révèle d'autres signes caractéristiques.

L'*inspection* montre dans la moitié droite du thorax une *voussure* manifeste, surtout en avant, où elle se traduit par l'effacement complet du creux sous-claviculaire et par la disparition des reliefs costaux et des dépressions intercostales qui sont remplacés par une surface courbe régulièrement convexe, dont la ligne culminante correspond au bord droit du sternum. Cette voussure est rendue plus apparente par le contraste du côté gauche, où la maigreur exagère les creux sous-claviculaire et intercostaux.

L'inspection permet également de constater l'immobilité du côté droit aux deux temps de la respiration.

On note enfin une déviation du sternum suivant son grand axe, qui a pour effet de tourner vers le côté gauche sa face antérieure, comme si son bord droit était soulevé.

La *percussion* donne à droite une sonorité exagérée, à timbre tympanique, dont le maximum est en avant, à la partie moyenne ; en arrière, il y a également une augmentation de sonorité, mais moins marquée. A gauche, la sonorité est normale : il n'y a aucun degré de matité au sommet.

L'*auscultation* fait entendre dans le côté droit un *souffle amphorique* dont les caractères sont les suivants ; il est faible, assez lointain, perçu aux deux temps de la respiration. On l'entend dans toute l'étendue de la poitrine en arrière et en avant (dans la position assise seulement), et il se propage même dans le côté gauche.

On n'entend pas le retentissement amphorique de la toux et de la voix, mais on perçoit après chaque mot ou chaque effort de toux et même à la fin des grandes inspirations, un *tintement métallique* consistant en un bruit court, sec, d'un timbre éclatant et musical qui rappelle exactement la comparaison classique de la perle métallique tombant dans un vase de cristal. Ce tintement métallique s'entend aussi bien en avant qu'en arrière et dans toute l'étendue du côté droit. A gauche, respiration supplémentaire.

Les *vibrations thoraciques* sont abolies du côté droit, bien transmises à gauche.

Le *bruit d'airain* (de Trousseau) se détermine facilement en percutant avec deux pièces de monnaie appliquées sur la paroi thoracique, tandis qu'on ausculte la paroi opposée.

Ce pneumothorax, découvert fortuitement, n'attirait l'attention par aucun trouble fonctionnel : il n'y a pas de douleur thoracique, pas de dyspnée (30 respirations par minute) ; cependant la malade respire mieux dans la position assise ; la nuit, le décubitus latéral droit est préféré.

Recherchant la date de cette complication, on apprend que, le 7 février, c'est-à-dire huit jours avant son entrée à l'hôpital, la malade a été réveillée au milieu de la nuit par une vive douleur thoracique dans le côté droit, avec gêne respiratoire et angoisse pénible : il s'y ajoutait une toux fréquente, dont chaque quinte avivait la douleur, de la céphalalgie et de la fièvre : dès le lendemain, ces symptômes perdirent de leur acuité et s'amendèrent si bien au bout de quatre à cinq jours, que la malade n'avait pas cru devoir parler de cet incident à son premier interrogatoire.

Il correspond cependant, sans aucun doute, à l'établissement du pneumothorax.

On ajoute au traitement antibacillaire :

Eucalyptol........................	1	gram.
Julep............................	120	—

à prendre dans la journée.

25 février. On fait un examen complet de la malade.

Appareil respiratoire. — Les divers signes fournis par le pneumothorax droit persistent tels qu'ils ont été décrits ci-dessus. On note, en outre, dans la fosse sus-épineuse du côté droit une submatité bien nette, et à la base de la poitrine du même côté, sur une hauteur de trois travers de doigt, une matité absolue avec perte d'élasticité et abolition des vibrations. Entre la submatité du sommet et la matité de la base, on retrouve la sonorité exagérée du pneumothorax.

Quand on ausculte soit en avant, soit en arrière la malade assise sur son lit et qu'on la secoue, on entend un bruit de *succussion hippocratique* à résonnance métallique, qui donne l'impression d'une petite quantité de liquide agité au fond d'un grand vase en cristal.

Ce bruit s'entend mieux à la base, mais il se propage dans le reste de la poitrine. Il est perçu par la malade elle-même.

La *mensuration* du périmètre thoracique, faite au ruban métrique, donne :

Moitié droite de la poitrine..........	42	centim.
Moitié gauche de la poitrine........	38	—

La toux, assez fréquente, est suivie d'une expectoration jaune, abondante, épaisse.

Pas de dyspnée : 30 respirations par minute.

Le *cœur* n'est pas déplacé : tachycardie 96 pulsations ; les bruits sont faibles et lointains ; le premier bruit est un peu soufflant à la pointe ; il n'y a pas de souffle à la base.

Vaisseaux du cou : Pas de souffle dans les vaisseaux du cou.

Pouls : 90, petit, régulier.

Appareil digestif : Langue normale. Appétit médiocre. Bonnes digestions. Légère constipation.

Le *foie* déborde de deux travers de doigt les fausses côtes, la ligne supérieure de matité est abaissée d'autant.

L'*abdomen* est légèrement distendu, pas de vergetures.

La *rate* a sa situation et ses dimensions normales.

Appareil génital : Menstrues peu abondantes, décolorées, irrégulières. Pertes blanches dans l'intervalle des périodes.

Urines. — Analyse :

Réaction très faiblement acide.
Densité : 1013.
Albumine : traces indosables, d'origine purulente.
Glucose : 0.
Urée : 11 gram. par litre.
Phosphates : 1gr,15 par litre.

Inspection microscopique :

Sédiment floconneux blanchâtre, dans lequel nous avons observé de nombreux corpuscules de pus ; nous avons trouvé en même temps des cellules épithéliales de formes diverses et des débris épithéliaux.

Etat général. — Femme profondément anémique : pâleur du visage, décoloration des lèvres et des gencives, amaigrissement prononcé.

Les ongles ne sont pas hippocratiques : il n'y a pas d'œdème des jambes.

Fièvre à grandes oscillations, avec maxima vespéraux.

Pas de sueurs nocturnes.

Au bout de quelques jours, la fièvre à grandes oscillations tombe et fait place à une courbe thermique qui s'écarte peu de 37°.

L'état général est le même; les signes du pneumothorax se retrouvent tous.

Le 10 mars, on constate que le souffle amphorique à timbre métallique a disparu; on perçoit encore d'ailleurs le tintement métallique, le bruit d'airain et bruit de succussion hippocratique; à gauche, la respiration est toujours supplémentaire.

Le 14 mars, la malade rejette quelques crachats striés de sang. Pas d'élévation de température.

Actuellement, le pneumothorax qui était ouvert au début tend à se fermer comme en témoigne la disparition du souffle. Il reste dans la plèvre une certaine quantité de liquide qui donne lieu au bruit de fluctuation thoracique perçue même par le malade. L'état général est passable. Les lésions tuberculeuses, d'ailleurs peu avancées, paraissent stationnaires.

Nous terminons par le tableau suivant, qui indique la marche de la température jour par jour :

FÉVRIER

15.	soir...........	39.6
16.	matin..........	39
	soir...........	38
17.	matin..........	38.6
	soir...........	38.3
18.	matin..........	39
	soir...........	39.6
19.	matin..........	37.6
	soir...........	38.4
20.	matin..........	37.7
	soir...........	38.9
21.	matin..........	37.3
	soir...........	39.3
22.	matin..........	38.8
	soir...........	38.6
23.	matin..........	38.2
	soir...........	38.3
24.	matin..........	37.3
	soir...........	38.4
25.	matin..........	37.6
	soir...........	38.6
26.	matin..........	37.6
	soir...........	38.4
27.	matin..........	37.8
	soir...........	37.2
28.	matin..........	36.8
	soir...........	36.9

MARS

1.	matin..........	36.5
	soir...........	37.4
2.	matin..........	36.8
	soir...........	36.9
3.	matin..........	37.4
	soir...........	37.5
4.	matin..........	37.2
	soir...........	36.8
5.	matin..........	36.5
	soir...........	37
6.	matin..........	36.5
	soir...........	36.5
7.	matin..........	36.4
	soir...........	36.6
8.	matin..........	37.4
	soir...........	36.7
9.	matin..........	36.5
	soir...........	36.8
10.	matin..........	38
	soir...........	37.5
11.	matin..........	37.4
	soir...........	36.9
12.	matin..........	36.5
	soir...........	37
13.	matin..........	36.5
	soir...........	37.2
14.	matin..........	36.8
	soir...........	36.9

L'observation que nous venons de rapporter nous paraît assez probante en elle-même pour nous dispenser de longs commentaires, nous devons cependant souligner en quelques mots les principales particularités qu'elle présente. Éclairées par l'étude rapide que nous avons faite du pneumothorax en général en tête de ces pages, nos explications, se référant constamment à cette description classique, pourront être brèves.

L'étiologie de notre cas nous paraît conforme à la règle pathologique, qui fait du pneumothorax une complication précoce de la tuberculose pulmonaire. Notre malade n'a présenté les premiers signes de tuberculose qu'au mois de juillet 1894; en octobre, l'examen fait à la Policlinique de l'Hôpital-Général montre une tuberculose peu avancée (modifications des deux temps respiratoires et bruits humides sous la clavicule droite); actuellement, au septième mois de sa maladie, les signes de tuberculose sont restreints, bien qu'il soit présumable que la présence du pneumothorax les dissimule dans une certaine mesure. C'est donc aux premières périodes de la phtisie que ce pneumothorax s'est déclaré.

De l'étiologie de cette tuberculose en elle-même, nous ne pouvons rien affirmer, cette notion nous échappant d'ailleurs le plus souvent, mais il est permis de se demander, en l'absence d'influence héréditaire, si l'anémie spécifique due à la syphilis et aggravée par le surmenage d'une vie déréglée n'a pu préparer utilement le terrain. Il est fréquent, en effet, de voir la syphilis avec sa cachexie spécifique, ouvrir la porte à la tuberculose.

L'évolution de notre cas est également digne de remarque. Le début en est strictement classique : sa brusquerie, le moment de sa production, l'absence de cause occasionnelle, l'intensité et la nature des phénomènes initiaux, rappellent de tous points les descriptions des livres.

La marche ultérieure en est plus intéressante ; l'amendement rapide des premiers signes et la période d'obscurité symptomatique qui a succédé sont deux faits remarquables. Ils montrent bien qu'après la crise violente correspondant à la perforation pleurale (et qui rappelle, pour le dire en passant, la symptomatologie intensive des perforations d'organes en général), la tolérance ne tarde pas à s'établir et que l'épanchement gazeux ne s'accompagne pas de trouble fonctionnel.

L'explication de ce fait est évidemment dans la nature de l'épanchement, qui est aseptique et dans la suppléance fonctionnelle réalisée par le poumon du côté sain. Si les perforations des viscères, en général, donnent lieu aux terribles accidents que l'on sait, cela tient en effet à la nature septique des liquides déversés et à la suppression fonctionnelle qui résulte de la perforation.

Cette tolérance remarquable a fait de ce pneumothorax une découverte d'auscultation ; rien ne mettait le diagnostic sur cette voie, et ce ne fut pas sans surprise que M. le professeur agrégé Ducamp constata, un matin, un des signes pathognomoniques du pneumothorax, le bruit de souffle amphorique.

Il est évident qu'en dehors du milieu hospitalier, en raison de la rareté des visites médicales, cette complication aurait pu longtemps passer inaperçue, et peut-être même disparaître complètement sans avoir été notée.

L'épanchement gazeux n'est pas longtemps resté pur ; dès le deuxième examen, on notait des signes d'épanchement de liquide : le pneumothorax venait de se transformer en hydropneumothorax, obéissant en cela à la règle ordinaire que nous avons énoncée dans l'étude générale. Cet épanchement persiste encore, un mois après son apparition, et il est probable que sa résorption, si elle s'effectue, sera lente.

Nous ne pensons pas que ce liquide, qui est actuellement séreux (comme en témoigne l'état général de la malade et la courbe thermique), devienne purulent et que l'hydropneumothorax se transforme en pyopneumothorax. Il est, en effet, dans notre cas une circonstance favorable, c'est la tendance du pneumothorax d'abord ouvert à se fermer. L'oblitération de la perforation pleurale, qui s'est traduite par la disparition du souffle amphorique, met le liquide pleural à l'abri des infections secondaires, qui sont la cause habituelle de la transformation purulente de l'épanchement.

Nous avons donc affaire actuellement à un hydropneumothorax fermé, sans réaction fonctionnelle.

Y a-t-il un traitement à instituer ?

La tendance spontanée de ce pneumothorax à la guérison nous paraît indiquer une expectation pure et simple. Le liquide pleural est en faible quantité, et sa nature séreuse écarte tous dangers d'infection : rien ne commande l'intervention, et tout fait espérer au contraire que la guérison complète pourra se réaliser.

En résumé, nous pouvons énoncer, pour finir, les quelques propositions suivantes :

1° Le pneumothorax des tuberculeux est parfois une complication précoce, qui peut éclater dans les premiers mois de la maladie.

2° Elle se présente particulièrement dans les formes pleurales de la tuberculose et résulte de l'ulcération d'un tubercule sous-pleural et juxta-bronchique.

3° Après un début brusque et une première période de troubles fonctionnels bruyants, le pneumothorax devient latent et ne se traduit que par des signes physiques.

4° L'épanchement, d'abord purement gazeux, ne tarde pas à se transformer en hydropneumothorax.

5° La fistule pleurale peut quelquefois avoir tendance à se fermer. Cette tendance spontanée à la guérison permet de porter un pronostic relativement bénin et dispense de tout traitement actif.

INDEX BIBLIOGRAPHIQUE

GÉRARD (A.-J.), — Causes, signes et terminaisons du pneumothorax (Thèse de Paris, 1865).

LAFON (L.-J.). — Du pneumothorax, ses causes, son diagnostic (Thèse de Montpellier, 1874).

RAYNAL (P.-A.). — Étude sur le pneumothorax (Thèse de Montpellier, 1876).

FALLOT (A.). — Essai sur le pneumothorax (Thèse de Montpellier, 1876).

VARIOT. — Du bruit de glouglou dans certains cas de pneumothorax par les mouvements alternatifs de flexion et de redressement du tronc (Revue de médecine, 1882).

BOURSOT (E.). — Contribution à l'étude des signes du pneumothorax (Thèse de Paris, 1883).

ROUANET (M.), — Recherches sur la guérison du pneumothorax chez les phtisiques (Thèse de Paris, 1883).

BOUFFARÉ (L.). — Contribution à l'étude du pneumothorax de cause interne et de son pronostic (Thèse de Paris, 1887).

BOUVERET. — Pneumothorax suffocant (Lyon médical, 1888).

NETTER. — Des indications fournies par l'examen bactériologique dans les épanchements liquides qui accompagnent le pneumothorax tuberculeux (Semaine médicale, 1891).

RICHARDIÈRE (H.). — Traitement du pneumothorax des tuberculeux (Médecine moderne, 1894).

GALLIARD (L.). — Le pneumothorax (Collection Charcot-Debove).

FERNET (Ch.). — Nouveau dictionnaire de médecine et de chirurgie pratiques (Article pneumothorax.)

CHARCOT, BOUCHARD ET BRISSAUD. — Traité de médecine.

V. WIDAL. — Dictionnaire encyclopédique des sciences médicales (Article pneumothorax).

www.ingramcontent.com/pod-product-compliance
Lightning Source LLC
LaVergne TN
LVHW050453160826
845677LV00003B/766

* 9 7 8 2 3 2 9 6 7 4 5 2 0 *